★ **Xuxa Meneghel** ★

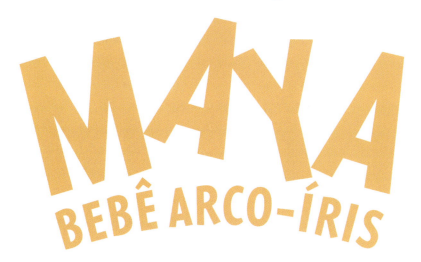

MAYA
BEBÊ ARCO-ÍRIS

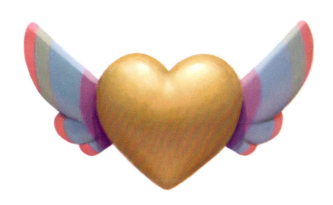

ILUSTRAÇÕES
Guilherme Francini

GLOBINHO

Texto fixado conforme as regras do Novo Acordo Ortográfico da Língua Portuguesa
[Decreto Legislativo nº 54, de 1995].

EDITOR RESPONSÁVEL Guilherme Samora
EDITORA ASSISTENTE Fernanda Belo
PROJETO GRÁFICO Guilherme Francini
DESIGN DE CAPA Guilherme Francini
PREPARAÇÃO Erika Nakahata
REVISÃO Gabriele Fernandes e Patricia Calheiros

CIP-BRASIL. CATALOGAÇÃO NA PUBLICAÇÃO
SINDICATO NACIONAL DOS EDITORES DE LIVROS, RJ

Meneghel, Xuxa

Maya – bebê arco-íris / Xuxa Meneghel; ilustrações Guilherme Francini.
— 1ª ed. — Rio de Janeiro: Globinho, 2020.

ISBN 978-65-88018-02-6

1. Ficção. 2. Literatura infantil brasileira. I. Francini, Guilherme. II. Título.

20-66852   CDD: 808.899282
                                            CDU: 82-93(81)

Camila Donis Hartmann — Bibliotecária — CRB-7/6472

1ª edição, outubro de 2020

Editora Globo S.A.
Rua Marquês de Pombal, 25 — 20230–240
Rio de Janeiro — RJ
www.globolivros.com.br

Este livro foi composto na fonte Minion 3 e impresso
em papel *couché* 180 g/m² na BMF Gráfica e Editora.
São Paulo, outubro de 2020.

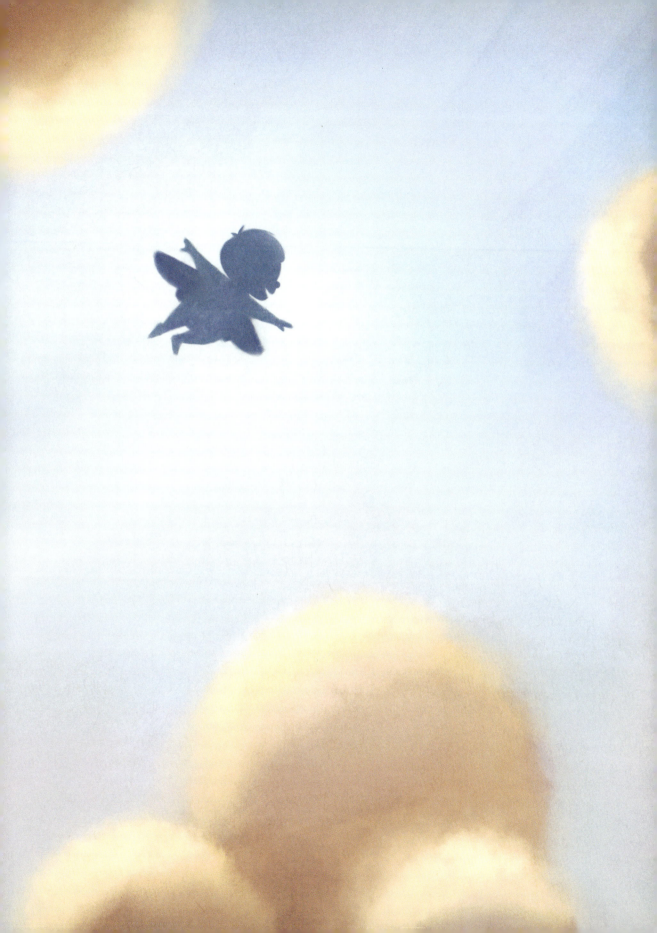

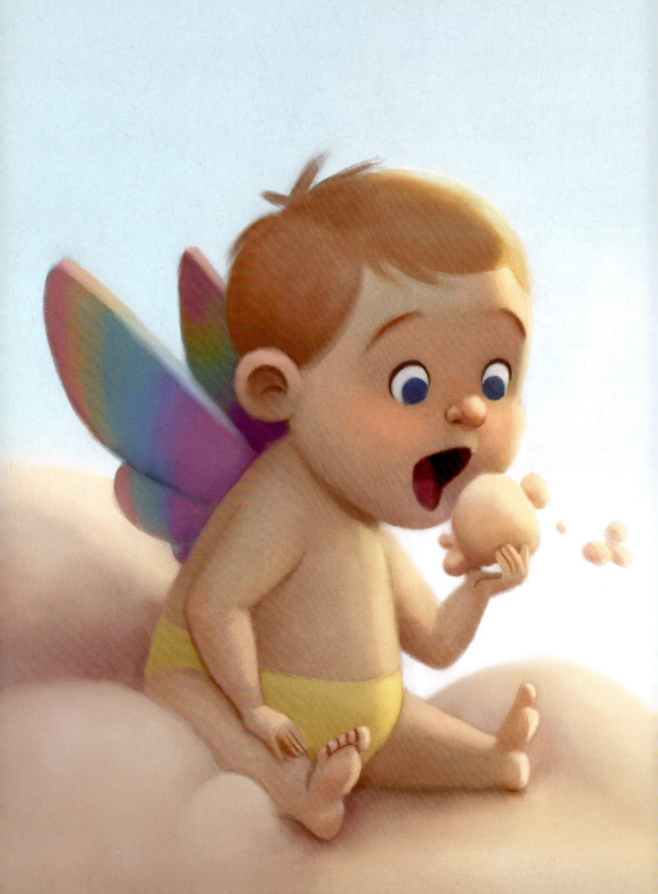

Oi, eu sou a Marya.

Sou uma anjinha curiosa e muito feliz. Aqui no céu, existem anjos de todos os jeitos e idades. Não sei a minha, só sei que estou aqui há bastante tempo.

Ah, existem anjos com asas de todas as cores também. Azul, amarelo, lilás... Eu escolhi ter asas coloridas, sabe? Tipo um arco-íris! São as mais lindas!

Como sou bastante curiosa, adoro ouvir o papo de quem está chegando ao céu e também de quem está partindo. Um dia, ouvi uma senhora dizer que aqui não devia ser o paraíso, porque ela não podia estar ao lado do filho. A senhora começou a contar como ele era. Nooooossa, ela sentia tanto orgulho do filho, ficava tão feliz em falar dele. Sabe quando você enche a boca pra falar de um assunto? Assim era a dona Ermelinda. Na boa? Ela dizia que o filho dela era o mais bonito, o mais inteligente, o mais educado. Era lindo de ver!

Então, fiquei pensando... Sabe quando alguém vai ao mundo para ter filhos? Era exatamente o caso dela. Eu já conheci algumas pessoas assim, mas não há muitas delas, não. Todas sentem um orgulho enorme dos filhos, têm medo de ficar longe deles, acreditam que só elas sabem o que é melhor para eles... Ha, ha, ha!

Eu acho a maior graça dessas pessoas: elas não têm vergonha de demonstrar o amor pelos filhos. Muito legal, né? Eu bem queria uma mãe assim.

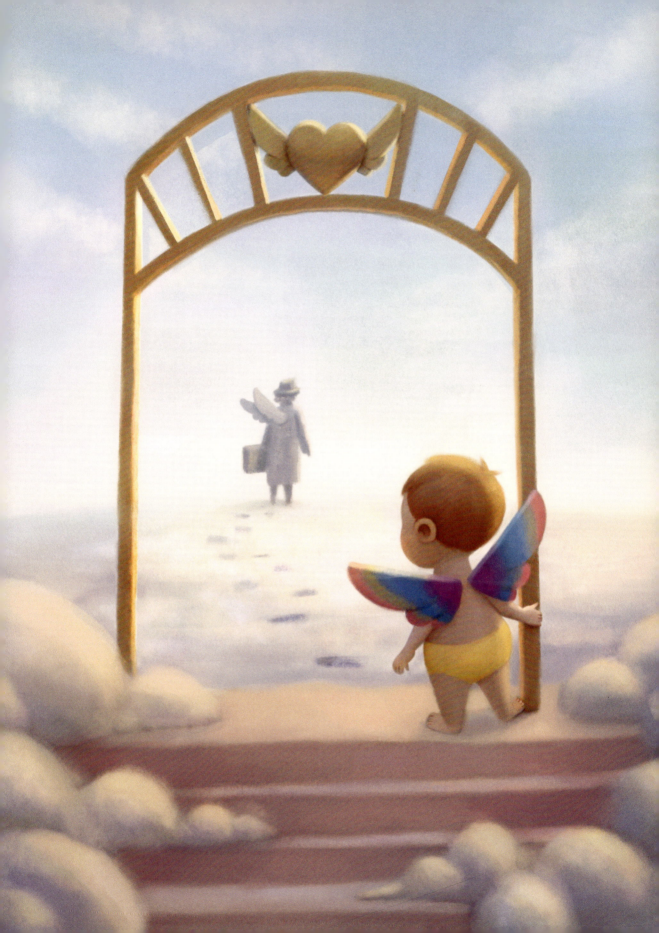

E como a gente vê coisas no céu! Já vi algumas crianças se preparando para descer para a terra. Funciona assim: elas buscam o lugar onde querem nascer e escolhem pais que possam ensinar o que elas gostariam de aprender. Então, as asinhas de anjo são retiradas para que as crianças possam ir até suas famílias e viver como seres humanos. Mas buscar pais é uma tarefa bem difícil!

Outro dia, vi uma reunião da cúpula dos anjos, mais conhecidos como mestres. Eu estava escondida atrás da asa do anjo Gabriel, que é beeem grandona, e, por isso, ninguém me via. Os anjos mestres estavam buscando pais especiais para receberem filhos especiais. Fiquei escondida vendo o processo de escolha. É muito legal, mas bem complicado! Eles usam uma coisa que chamam de banco de dados. E como demora para achar uma mãe ou um pai, uma vovó ou um vovô que mereça alguém especial!

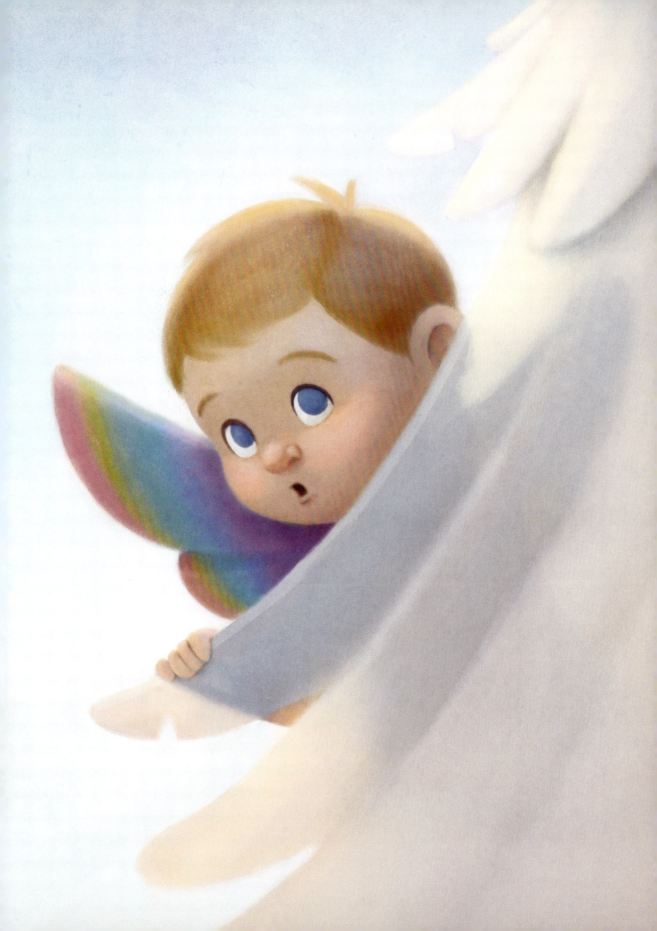

Entre os outros anjos, sempre que me perguntavam:

— E aí, Marya? Já sabe quem vai ser sua mãe e seu pai?

Eu gelava. Muita responsa dizer: "Pô, já sei!".

Mas, como contei, estou aqui há muito tempo, e já estão me pressionando. Não sei até quando poderei ficar, afinal, também tenho minha missão para cumprir na terra. Então, pensei: vou consultar esse tal banco de dados.

Sabe como funciona? Eu explico: a gente diz mais ou menos o que quer, e aí, começam a aparecer as opções.

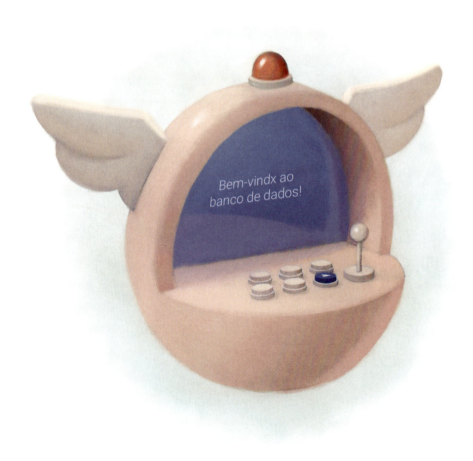

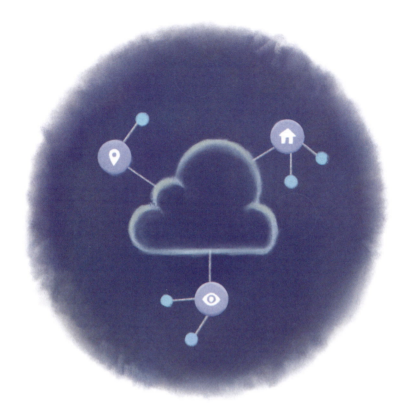

Tipo:

Cor da pele ▼

— Ué... qualquer uma. Toda cor tem sua beleza, toda cor tem sua magia!

Cor dos olhos ▼

— Sei lá, tanto faz. Cor não muda nada.

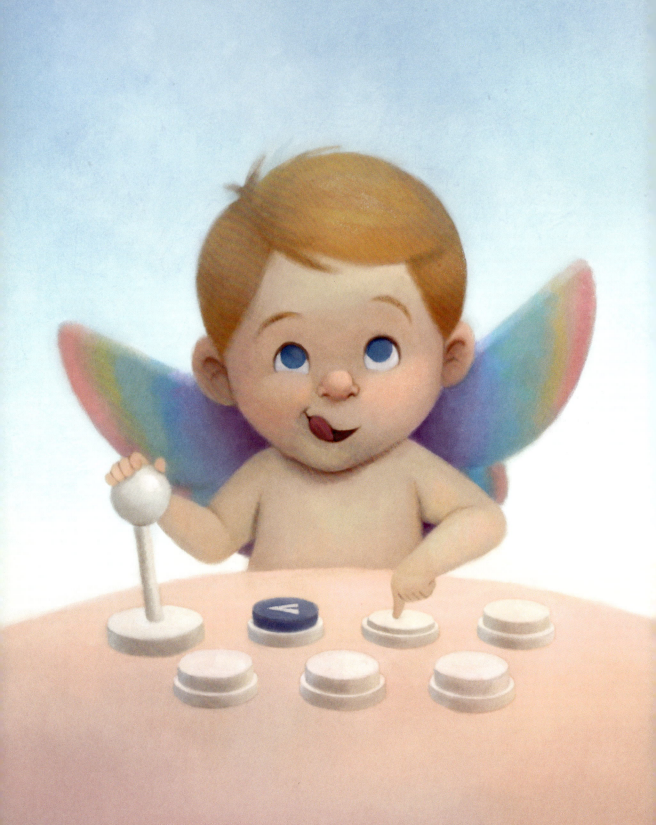

Nessa hora, respirei fundo e comecei:

— Minha mãe e meu pai precisam me amar acima de qualquer coisa, sempre pensando em me oferecer o melhor que puderem. Ah, nunca poderão me bater, bater em criança não é certo. Hmmm, também vão ter que conversar muito comigo para eu poder aprender as regras daquele mundo. Quero que me olhem apaixonados, que pensem em mim todos os dias e... Espera... Todos os dias, não. Todos os MOMENTOS!

Quero que eles me protejam com palavras, ações e bastante carinho. E desejo que me ensinem a amar e a respeitar a natureza. Ah, eles também precisam amar os animais, porque quero ter irmão de pelos, de penas, de escamas...

E quero que meus pais sonhem comigo antes de eu nascer, que eles desejem muito ter um bebê e que eu seja especial. Meu pai e minha mãe precisam gostar de música a ponto de fazer a música mais linda para mim. Quero que se alegrem com meus sorrisos, chorem com minhas tristezas e dores. Quero que algumas pessoas até os chamem de exagerados por me amarem tanto. E preciso, acima de tudo, ser muito amada, muito mesmo!

O que mais? Quando eu disser minha primeira palavra, der meu primeiro passinho, quero que comemorem como se tivessem ganhado na loteria. E digo mais: não importa como eu serei fisicamente, não importa a cor da minha pele nem a dos meus olhos. Não importa se terei muito ou pouco cabelo, se será lisinho ou enroladinho, o que importa é que, para eles, eu serei a menina mais linda.

Se eu comer pouco, dirão que sou linda magrelinha. Se comer demais, que sou linda gordinha... Eles me acharão perfeita de qualquer maneira. E eu os amarei com todas as minhas forças.

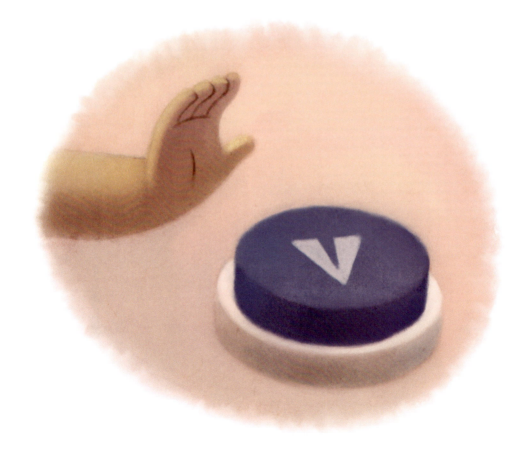

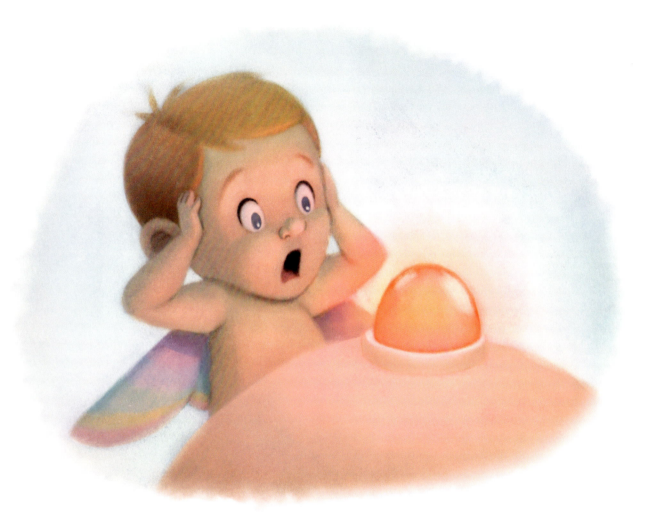

Conforme fui fazendo todos esses pedidos, as chances de achar o pai e a mãe dos meus sonhos foram ficando menores. E, a cada novo pedido, elas diminuíam ainda mais. Foram minguando, minguando, minguando... até que uma luz vermelha se acendeu no banco de dados.

Xiiiii... Chamei o anjo Rafael. É ele quem sempre tenta um acordo com os anjos que buscam por seus pais. Uma espécie de conselheiro, sabe?

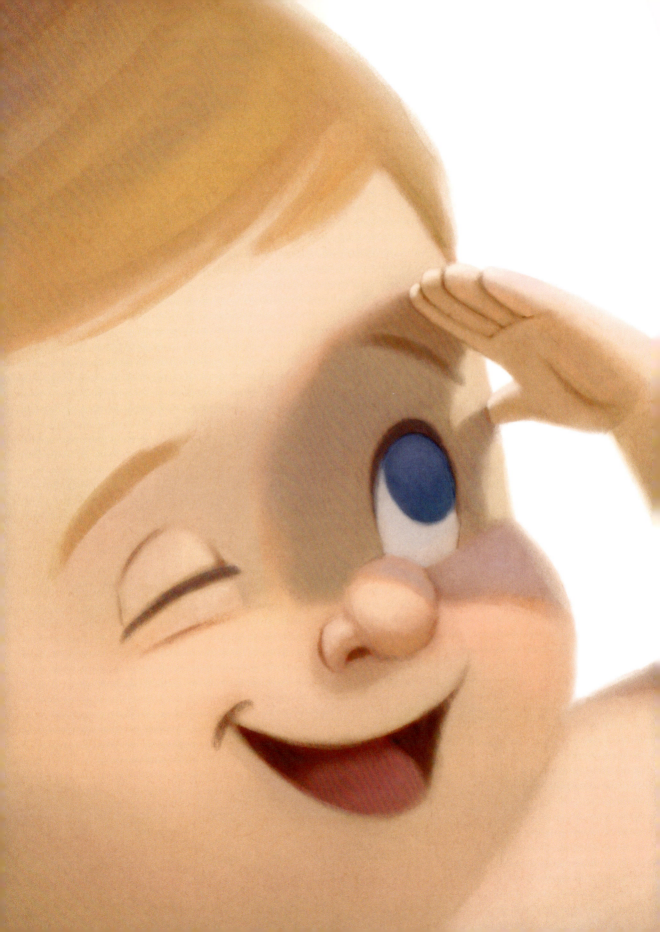

Eu já estava de cara feia enquanto esperava por ele, pensando no que precisaria tirar da minha listinha de pedidos. De repente, vi uma luz forte se aproximando. Eu já conhecia essa luz muito bem, era ELE... O cara aqui de cima: O PAPAI DO CÉU! Uaaaau!!!

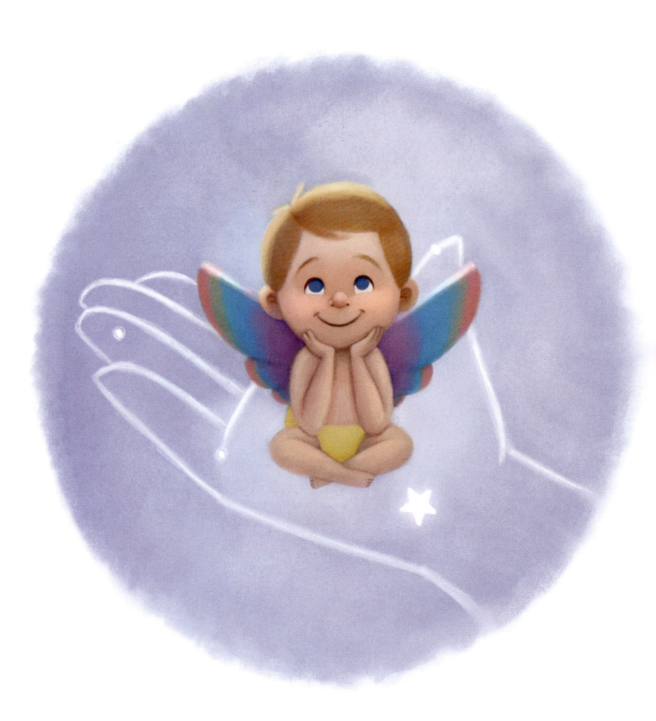

O Papai do Céu chegou perto de mim, me pôs no colo e disse:

— Que lindas asas você tem, Marya. Foi você mesma que escolheu essas cores?

— Sim, Papai do Céu. São lindas, né? É o arco-íris.

(Como se ele não soubesse... dããã)

— Nossa! Que bacana! Mas vamos falar sobre seus pais? Marya, você não acha que está pedindo um pouco demais?

Fiquei meio sem graça com a pergunta. Mas ele nem percebeu e continuou falando:

— Não que eu não consiga encontrar essas pessoas, mas é mais difícil, porque são especiais. Elas escolheram vir ao mundo para serem pais. Já amam seus sobrinhos e afilhados como se fossem os próprios filhos. Amam seus cachorrinhos, gatos, todos os bichinhos, como se fossem filhos. Aliás, elas os chamam de filhos e os tratam como filhos de verdade. São pessoas que têm dentro de si um amor tão grande, tão grande, que é difícil que se encontrem lá na terra... Mas, quando isso acontece, chamamos de almas gêmeas. Elas se amam tanto que, por onde passam, as outras pessoas admiram essa união.

Enquanto ele falava, eu ficava só olhando, maravilhada com tudo o que ouvia.

— Elas não conseguem viver uma sem a outra. Cuidam uma da outra, se respeitam, se admiram... É um amor tão grande que nada mais importa, sabe? Mas esses encontros não acontecem o tempo todo. Então, você pode ter um pai e uma mãe que não conseguem ter filhos por vias naturais. Ou, pode não ter um pai e uma mãe. Pode acontecer de ter dois pais ou duas mães. O que importa é o amor.

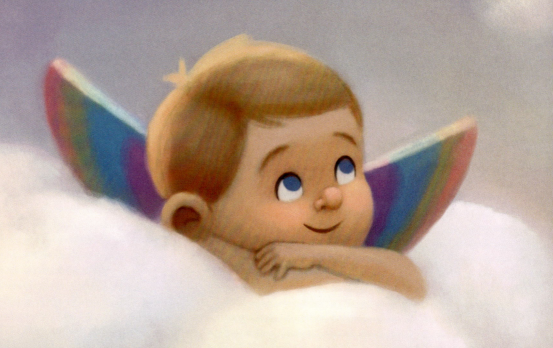

Eu ouvia tudo atentamente. E Papai do Céu continuou:

— Mas algumas pessoas na terra ainda não parecem preparadas para isso... Estranho, não é? Ainda precisam evoluir muito e aceitar que amor é amor. Então, Marya, agora eu pergunto: você está preparada para isso?

Continuei olhando para ele, encantada com tudo o que me dizia.

— Marya, entenda... É mais fácil encontrar essas coisas todas que você pediu em pessoas especiais, livres de preconceitos. Exatamente como essas que te expliquei. Elas sofrem discriminação, mas, mesmo assim, em nome do amor, ficam juntas. E, nesses casos, muitas vezes o amor delas é tão lindo e tão grande que desejam um bebê com toda a sua alma e todo o seu coração. É diferente de quando alguém resolve ter um bebê simplesmente porque precisa ter ou porque está envelhecendo, ou porque acha que uma família só existe quando se tem um bebê... Claro que essas pessoas são meus filhos também, mas há filhos especiais, que me enchem de orgulho porque entendem claramente que a lei da vida é o amor.

E chegou a hora da decisão:

— Então... Você concorda, Marya? Aceita ter pais especiais?

— Poxa, Papai do Céu, isso é tudo que eu quero. Posso escolher, posso? Deixa eu ver: chamar de pai e pai ou chamar de mãe e mãe?

— Sim, Marya, claro! Mas vou pedir uma coisa em troca, posso?

— Pode, né? Claro!

— Você precisará dizer ao maior número de pessoas que a única linguagem que eu entendo é a linguagem do amor. Você deverá espalhar que eu abençoo toda forma de amor, e que os animais também são meus filhos, minha criação, assim como os seres humanos.

— Tá certo, Papai do Céu. Conta comigo! Pode ser mamãe e mamãe?

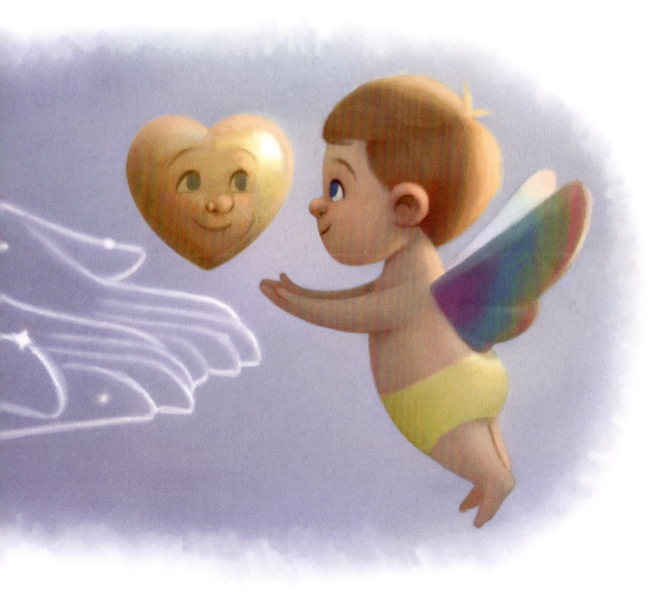

— Marya, você terá duas mães que te amarão tanto, tanto, que você terá que fazer com que o mundo ao seu redor saiba que eu abençoo o amor da sua família, mesmo que digam o contrário. Sua mãe fará músicas para você, e quero que você use essas canções para espalhar minha mensagem. Promete fazer isso, Marya?

— Siiiiiiiim! Prometo do fundo do meu coração!

— Então venha cá, Marya.

Ai, que ansiedade... A minha hora estava chegando!

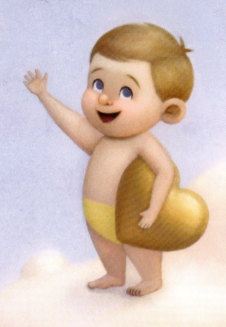

— Neste momento, tiro suas asas coloridas e mando você para a terra, onde seu coração baterá dentro da barriga de uma mãe. Ao sair desse ventre, os corações de suas duas mães baterão dentro de você. Não esqueça nunca que, se você estiver feliz, elas também estarão! Vá e seja feliz!

— Oba! Muito obrigada! Tchau, Papai do Céu, lá vou eu!

— Marya?

— Sim, Papai do Céu?

— Acho que elas vão tirar uma letrinha do seu nome...

E foi assim que Maya, nosso bebê arco-íris, chegou à terra. Hoje, vive com suas duas mamães, em um lar de muito amor, música e bichos.

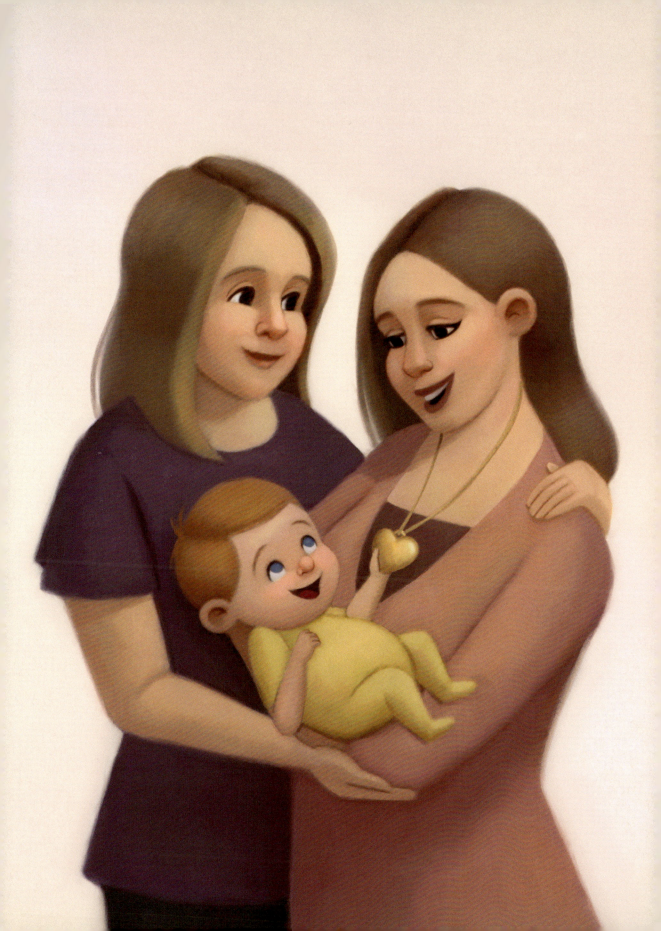

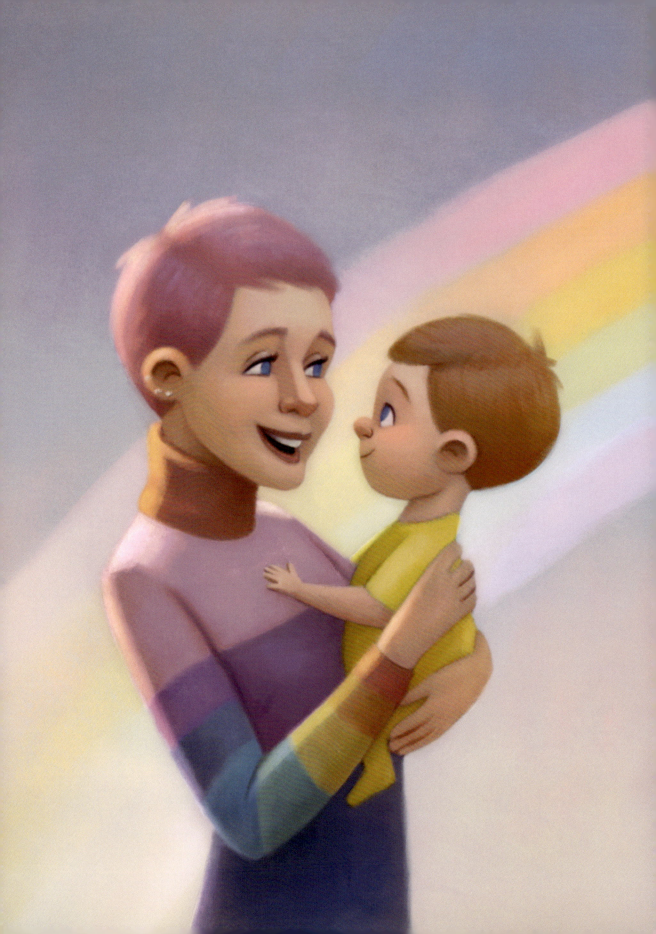

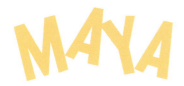
MAYA

O sol tava dormindo
A noite tão calada, muito fria
Faltava um acorde
Na minha melodia
Faltava seu sorriso lindo
todo dia

Eu vi um arco-íris
Depois da chuva, veio a magia
Mudou a minha sorte
Era tudo o que eu queria
Você que vai pintar
meu mundo de alegria

Maya, anjo de saia,
Flor de Samambaia,
Filha de mamãe-papaia
Maya, deusa Himalaia,
Voce é minha praia,
Amor que não acaba mais
Ô Maya

Aponte a câmera de seu smartphone ou tablet com leitor de QR CODE para ouvir a música que Xuxa gravou para o livro.*

COMPOSIÇÃO Vanessa Alves e Junno Andrade
INTÉRPRETE Xuxa Meneghel
PRODUÇÃO MUSICAL Gabriel Mendes
CORO Xuxa Meneghel, Vanessa Alves, Tatiana Maranhão, Luana Andrade e Junno Andrade
VOCAIS Gabriel Mendes e Vanessa Alves
UKULELE Junno Andrade
GUITARRA E VIOLÃO Duda Andrade
MIXAGEM E PERCUSSÕES Bernardo Fragale
ARRANJO Gabriel Mendes
MASTERIZAÇÃO POR Luke Pimentel (Los Angeles, CA)
PARTICIPAÇÃO ESPECIAL Maya Geledan Alves

---

* Dispositivos devem ser compatíveis com a tecnologia.

Xuxa doará os royalties deste livro para a Aldeia Nissi e santuários de animais resgatados de maus-tratos. Se quiser doar ou saber mais sobre os projetos, entre em:

@santuariosdobrasil no Instagram — para apoiar santuários que resgatam animais em situação de maus-tratos.

E **aldeianissi.com** — que atende crianças e famílias em Angola.